Ruediger Dahlke

Von **Mittagsschlaf**
bis **Powernapping**

Ruediger Dahlke

Von **Mittagsschlaf** bis **Powernapping**

Verdreifachen Sie Ihre Lebenskraft

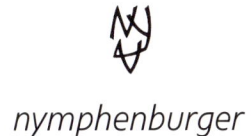

nymphenburger

© 2011 nymphenburger in der
F. A. Herbig Verlagsbuchhandlung GmbH, München.
Alle Rechte vorbehalten.
Umschlaggestaltung: atelier-sanna.com, München
Umschlagmotiv: atelier-sanna.com, München
Bildmotive: S. 5 © Tomboy2290, S. 7 © Xiongmao, S. 13 © mypokcik,
S. 27 © Smileus, S. 39 © Nimbus – Fotolia.com
Satz: Ina Hesse
Layout: atelier-sanna.com, München
Gesetzt aus 10/14 OptimaBQ
Druck und Binden: Offizin Andersen Nexö, Leipzig
Printed in Germany
ISBN 978-3-485-01335-2

www.dahlke.at
www.nymphenburger-verlag.de

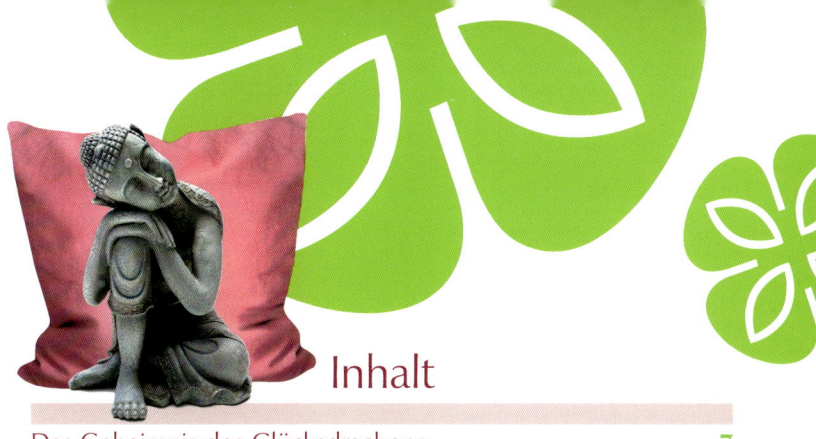

Inhalt

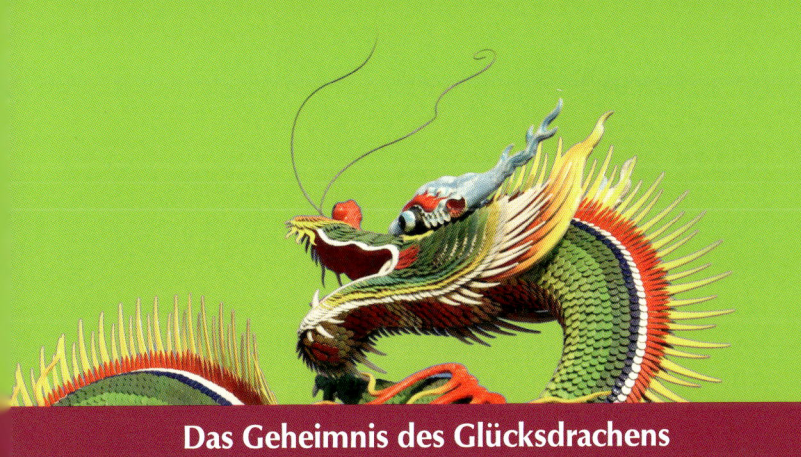

Das Geheimnis des Glücksdrachens

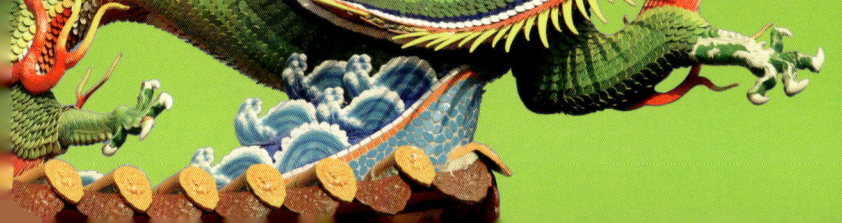

Es waren einmal ein Dromedar, ein Kamel und ein Drache, die sich am Abend nach einem langen Tag in der Wüste zusammenfanden und über das Leben und seine Ungerechtigkeiten **Dromedar,** philosophierten. Die Sonne stand schon tief und **Kamel und** warf ihre letzten Strahlen über die nur spärlich be- **Drache** wachsenen Dünen. Dromedar und Kamel waren eigentlich schon viel zu müde zum Philosophieren und konnten sich nur mühsam aufraffen, dem munter wirkenden Drachen geistig zu folgen.

Das Dromedar beschwerte sich besonders hingebungsvoll, dass es nur einen Höcker abbekommen habe, wo doch jeder wisse, wie angewiesen man auf das darin bewahrte Fett sei. Außerdem müsse es in dieser heißen Wüste leben und sei ab Mittag, wenn die Sonne hoch stünde und die Wüste in eine einzige Glut verwandle, fix und fertig. Davon könne es sich, obwohl es hart und zäh im Nehmen sei und immer durchhalte und nie nachgebe, den ganzen Tag über nicht mehr so recht erholen. Dabei versuche es ständig und eigentlich ununterbrochen, sein Bestes zu geben, aber das sei ab Mittag eben nicht mehr viel. Und schließlich sähen sie ja, wie erschöpft und fertig es sei … Das sei doch alles sehr ungerecht, andere lebten in schöneren Gegenden und hätten mehr Energie vom Schöpfer bekommen … Nicht nur den Vormittag und ansonsten dieses dürre Elend …

So schlimm sei es ja nun auch nicht, wandte das schläfrige Kamel ein, schon seine Vorfahren hätten sich angewöhnt, in der größten Mittagshitze nur noch auszuruhen und sich ganz nach innen zu wenden und zu schlafen. So käme es immer zu genug Kraft für einen lebenswerten Nachmittag. Der Tag habe also durchaus zwei Höhepunkte und es möge beide nicht missen. Vormittag und Nachmittag seien, jeder auf seine Weise, beide sehr schön. Allerdings sei es mit dem Dromedar einig, was den Abend angehe, an dem man nur noch abhängen könne, um sich von all der Sonne zu erholen …

Im Gegenteil, meinte der Drache, am Abend käme nach einem erfüllten Tag mit den Abenteuern erst der richtige Genuss. Er freue sich immer besonders auf diese Zeit und fliege täglich zu neuen Ufern und Lebensgenüssen – besonders gern etwa nach China, wo er als Glückssymbol gelte und in besonderen Ehren stünde. In Europa habe er hingegen seine Freude daran, die Menschen in Angst und Schrecken zu versetzen, weil sie dort sein Wesen nicht durchschauten.

Energie, um den Abend zu genießen

„Ja, du hast es gut", ließen Dromedar und Kamel gähnend wissen, „du hast all diese Energie und kannst obendrein noch fliegen, bei uns ist alles dürr und leblos …" „Ihr dummen Jammerer, warum lernt ihr nicht voneinander und von mir?", hielt ihnen der Drache entgegen. „Du, Kamel, hast es doch schon besser als dieses einfältige Dromedar durch deine lange Siesta, die dir einen schönen Nachmittag schenkt. Aber du bist eben ein Kamel und kannst wohl nicht verstehen, wie sehr du schon auf dem richtigen Weg bist. Schau mich an, ich verzieh mich nicht nur mittags, sondern auch nach meinen Nachmittagsausflügen in eine dunkle Höhle und schlafend tanke ich wieder Energie ganz nah bei Mutter Erde. So verschaffe ich mir auch noch das Geschenk des Feierabends …"

„Lernt man von so viel schlafen auch fliegen?", gähnte das Kamel. „Aber ja", antwortete der Drache. „Fliegen ist so natürlich wie laufen und schlafen …" Und so träumte sogar das Dromedar **Schlafen** erstmals davon, ein Überflieger zu werden. Und es **bewirkt** schien nicht so schwer zu sein, scheinbar genügte **Wunder** es ja schon zu schlafen.

Schmunzelnd hörte Gott ihre Diskussion und dachte sich: „Ihr Lebensmuster ist doch schon in ihrer Rückenlinie vorgegeben … Sie bräuchten sich nur umzusehen, um voneinander zu lernen. Wenn das so weitergeht, werden möglicherweise sogar noch die Menschen auf das Geheimnis kommen …"

Und tatsächlich: In ihrer Rückenlinie war schon alles ausgedrückt. Das Dromedar ist als einhöckeriges Kamel der Durchschnittsmensch, der schon nach dem Vormittag energetisch fertig ist und weder für besondere Leistungen am Nachmittag in der Firma noch für sich selbst am Abend etwas übrig hat. Das zweihöckerige Kamel oder der Mittagsschläfer ist schon besser dran, denn er kann auch am Nachmittag noch viel leisten und **Durch Schlafen mehr Energie-Hochs erleben** Karriere machen. Doch danach ist er ebenfalls fertig und hat so persönlich nicht viel davon, da ihm keine Energie für die abendliche Feier des Tages bleibt.

Der dreihöckerige Energie-Drache kann fliegen – und erweist sich als Überflieger, weil vormittags fit und am Nachmittag nicht weniger, hat er auch den ganzen Abend noch für sich und seine Spiele – nicht umsonst gilt er den Chinesen als Glückssymbol.

Der Mensch hat ein perlenschnurartiges Rückgrat mit vielen kleinen Höckern – jeder Dornfortsatz schenkt ihm einen. So könnte er mehrere Energie-Hochs und alle möglichen Höhepunkte leben. Tatsächlich gab es Menschen wie den Erfinder Thomas Alva Edison, die zwar nachts nur wenige Stunden schliefen, aber tagsüber immer wieder einnickten und danach die besten Ideen mit zurückbrachten. In Japan nennt sich diese weitverbreitete Strategie Inemuri, die Kunst des ständigen Nickerchens in aller Öffentlichkeit. Dort wird diese Kunst in hohen Ehren gehalten.

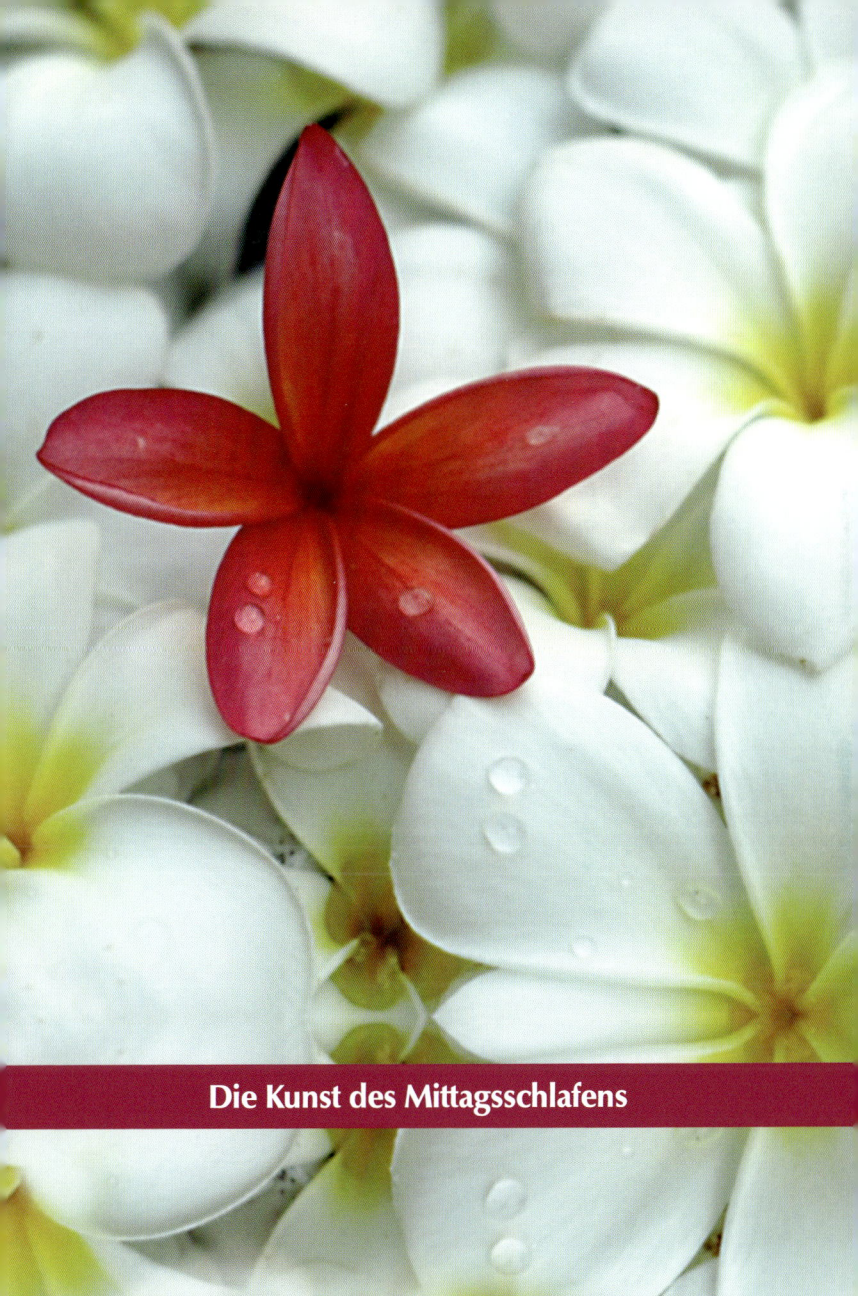

Die Kunst des Mittagsschlafens

Oft werde ich gefragt, wie ich so viele Bücher, Seminare und Vorträge in so kurzer Zeit schaffen konnte. Viele vermuten alle möglichen Tricks dahinter, dabei ist alles ganz einfach: Ich schlafe wenig, aber gut und vor allem: Ich gönne mir regelmäßig meinen Mittagsschlaf und oft noch einen Feierabendschlaf.

Ein Tagesseminar zu halten ist kein Problem, wenn der Mittagsschlaf gewährleistet ist. Alles andere wäre den Teilnehmern gegenüber unfair, denn die haben ein Recht auf eine entsprechende Darbietung an Vor- und Nachmittag. Aber auch Unternehmer bekommen von ihren Angestellten und Arbeitern meist **Pausen sind** nur den Vormittag, denn die Arbeitsleistung am **Voraussetzun-** Nachmittag ist ohne Mittagsschlaf – nachweislich – **gen für ein** zu vergessen.

erfülltes Gemeinhin halten Menschen unserer Gesellschaft **Leben** das Mittagessen für wichtiger als den Mittagsschlaf – und könnten mit dieser Einschätzung nicht falscher liegen. Jedenfalls wird die Essenspause viel seltener ausgelassen als die entsprechende Schlafpause. Auf das Essen kann man verzichten und ich verzichte oft, leicht, gern und ohne Einbußen. Auf den Mittagsschlaf dagegen verzichte ich nur sehr ungern und nie ohne Einbußen. Solch elende Mittage lassen sich kurzfristig kompensieren, nicht jedoch auf Dauer.

Was aber soll ich mit meinen Kursteilnehmern machen, die mittags auf ihrem Essen bestehen und unausgeschlafen und fertig zum Nachmittag erscheinen, obwohl nicht wenige von ihnen das große Ziel des Erwachens im Sinne des Buddha haben und auch gern ausgeschlafener durchs Leben gehen würden? Es bleibt meist nichts anderes übrig, als gleich nach dem Essen eine „Tiefenentspannung" (siehe Seite 46 ff.) zu machen. Nach dem Essen sollst du ruh'n oder tausend Schritte tun – und jedenfalls der Verdauungsarbeit Zeit einräumen. Natürlich wäre es besser zu meditieren, wenn das Blut frei und nicht im Verdauungsbereich gebunden wäre, aber es ist besser als der Versuch, geistige Arbeit zu erzwingen, wo die Lebenskraft in Gestalt **Feierabend** des Blutes dem Gehirn gar nicht zur Verfügung steht. **hat mit** Habe ich anschließend an das Tagespensum am **„feiern"** Abend noch einen Doppelvortrag, ist auch das kein **zu tun** Problem, solange ich auch davor noch ein Nickerchen oder eben auch eine „Tiefenentspannung" oder sogar Trance machen kann. Hier liegt auch eine große Chance für uns alle: Der Feierabend hieße gar nicht Feierabend, wenn er nicht etwas mit „feiern" zu tun hätte.

Die Umstellung auf zwei solche, heute neudeutsch als Powernapping bezeichnete Unterbrechungen der wachen Tageszeit ist anfangs etwas gewöhnungsbedürftig. Doch wenn Sie bereit sind, diese Pausen nicht nur regenerativ, sondern auch noch inhaltlich zu nutzen, stehen Ihnen wundervolle Zeiten bevor und auch Sie werden bald gefragt werden, wie Sie das denn alles schaffen und dabei so ausgeschlafen und wach wirken.

Es warten also große Chancen auf Sie, wenn Sie diese einfachen kleinen Dinge ab jetzt wahr- und wichtig nehmen und an ihnen dranbleiben. Sobald Sie sich diese kleinen Geschenke gönnen, **Mehr Energie** die für so viel Energie und Lebenslust sorgen, ohne **für den Tag** dass Sie sich sorgen oder gar anstrengen müssten, wird sich vieles in Ihrem Leben ändern. Vor allem wird sich eine energetische Aufwärtsspirale im Laufe Ihres Tages bemerkbar machen und allmählich immer mehr durchsetzen.

Natürlich hat der Mittagsschlaf aus Omas und Opas Zeiten, die in dieser Hinsicht noch sehr gescheit und vernünftig lebten, kein besonders gutes Image. Es erinnert eher an das von Bettschuhen oder Schlafhauben. Ein richtiger Mann und Held braucht so etwas nicht und schläft natürlich auch nicht mittags, sondern krampft durch – und fährt seine Firma oder Bank irgendwann an die Wand, wie wir zunehmend beobachten. Mittagsschlaf sei etwas für Kleinkinder und Rentner, dabei sagt uns die neueste Forschung, dass ihn niemand dringender braucht als die männlichen Arbeitstiere.

„Schlafen kann ich, wenn ich tot bin", sagte der Filmemacher Rainer-Werner Fassbinder gern und war es dann auch bald, nämlich mit 37. In 13 Jahren hatte er 40 Filme gedreht und hielt ein Nickerchen am Set für ein Schwächezeichen, das er sich und seinen Mitarbeitern verbot. Stattdessen animierte er sie dazu, mit ihm die Nächte durch beziehungsweise zum Tag zu machen. So verlernte sein Organismus jeden Rhythmus und auch das Schlafen. Die Obduktion seines geschundenen Körpers ergab, dass er gegen Ende fast nur noch von Schlafmitteln gelebt hatte.

Schlafmangel und schon der Ausfall der Mittagsruhe sind Stress für Körper und Seele, auch wenn die Leistungsapostel im deutschsprachigen Bereich das noch immer nicht wahrhaben wollen. Nach dem Motto, die Konkurrenz schläft auch nicht, wollen sie durch mittäglichen Schlafentzug in Form **Schlafentzug** bleiben und erreichen genau das Gegenteil: Sie för- **macht krank** dern dabei noch Phänomene wie Bluthochdruck und Burn-out und die Fülle der Zivilisationssyndrome und -symptome.

Die Konkurrenz in Japan schläft schon immer und die in USA holt mächtig auf, während hierzulande diese gesunde Entwicklung wieder einmal verschlafen wird – leider nur im übertragenen Sinn. In den USA hat sich die Zahl der Schlafkliniken in den letzten 10 Jahren verdreifacht, hierzulande ist sie gleich niedrig geblieben und Schlafforscher werden noch immer belächelt.

Nacht und Macht sind sich jedoch nicht nur vom Klang her nahe. Unsere Kraft und seelische Macht beruhen auf einer guten Nacht. Und wir könnten den Mittagsschlaf zu unserer kleinen Nacht und zur Quelle der Macht mitten im Tag machen. Die skizzierte Art von altbackenen Leistungsträgern und über Leichen gehenden Effizienzaposteln ist kaum noch zu ertragen – weder von ihren Partnerinnen noch von unserer Gesellschaft. Wir können sie uns nicht mehr leisten, denn auf dem Weg in ihren meist frühen Tod zerstören sie zu viel und eben nicht nur im eigenen Körperland, sondern auch in unserem Land.

Oma und Opa waren vielleicht schon nicht mehr die Groß(en)Eltern, die wir uns wünschten, aber in puncto Mittagsschlaf hatten sie noch recht. Und im Übrigen sind selbst Schlafschuhe besser als kalte Füße. Deutsche Spitzenmanager haben – nach meinen Erfahrungen – oft kalte Füße im übertragenen Sinn und tun nichts dagegen. Das finde ich nun wieder richtig ungeschickt und dumm.

Der gute alte Mittagsschlaf ist natürlich überhaupt nicht neu, auch wenn er als Powernapping aus den USA zu uns zurückkommt, aber er ist noch immer hochwirksam. Unser heutiger **Power-** Vorteil ist, dass wir ihn (wissenschaftlich) viel besser **napping ist** verstehen und seine *Not*wendigkeit erkennen kön**hochwirksam** nen. Noch nie habe ich einen Burn-out-Patienten erlebt, der regelmäßig Mittagsruhe hielt, und ich habe viele Ausgebrannte betreut und es werden immer mehr.

Also keine Angst vor Vorurteilen und längst überholten Macho-Nummern! Sie werden nicht ins gesellschaftliche Abseits geraten, sondern sich im Gegenteil mittels dieser zuerst einen und bald vielleicht einer zweiten kleinen Unterbrechung im Tagesverlauf gesund schlafen. Schon in sehr überschaubarer Zeit können Sie ein ganz ausgeschlafener Typ sein und als solcher auch auffallen. Im Übrigen waren auch John F. Kennedy und Konrad Adenauer für ihren Büroschlaf bekannt.

Tatsächlich ist das altbackene Image, das der gute alte Mittagsschlaf im deutschsprachigen Raum noch immer hat, längst überholt. Aus Japan kamen immer und aus den USA kommen, wie bereits erwähnt, seit Jahren ganz andere Töne und allmählich werden sie auch hierzulande gehört. In den USA haben schon viele Firmen moderne Schlafsäle gebaut, die den **Ruheräume** Angestellten Mittagsruhe und dem Unternehmen **für die** ein besseres „operatives Ergebnis" bescheren. **Angestellten** Überall werden dort Ruheräume bereitgestellt, eigene Schlafmöbel kreiert und die Zeichen der Zeit genutzt, eine Nation ausgeschlafener Überflieger zu werden.

So wie wir Ende des letzten Jahrtausends lernten, uns zu trimmen, und Anfang des jetzigen die Ernährung auf gesund umzustellen, ist nun endlich auch der Schlaf dran. Tatsächlich müssen wir in einer immer härter werdenden Zeit die letzten Möglichkeiten der Regeneration ausschöpfen, um nicht unter die Räder des galoppierenden Turbo-Kapitalismus zu kommen. Schlaf sei sexy, können wir heute lesen, und die Zeitschrift Forbes, zuständig für alles, was chic und trendy ist, befand sogar, Schlaf sei der neue Sex („Sleep is the new sex"), auch das Erotik-Magazin Playboy, Spezialist für jeden Trend, sieht den Schlaf im Kommen. 2005 schrieb ich den Bestseller „Schlaf – die bessere Hälfte des

Lebens. Sleeping wellness für moderne Menschen". Inzwischen ist die alte Botschaft angekommen und als neu erkannt und akzeptiert. Dabei hatte Laotse schon vor Jahrtausenden gesagt:

> **„Nimm dir jeden Tag eine halbe Stunde Zeit für deine Sorgen und in dieser Zeit mache ein Schläfchen."**

Solch ein Nickerchen ist neudeutsch ein „Nap", und so sind wir allmählich reif fürs „Powernapping", das kurze Kraft- oder besser noch Energie-Schläfchen.

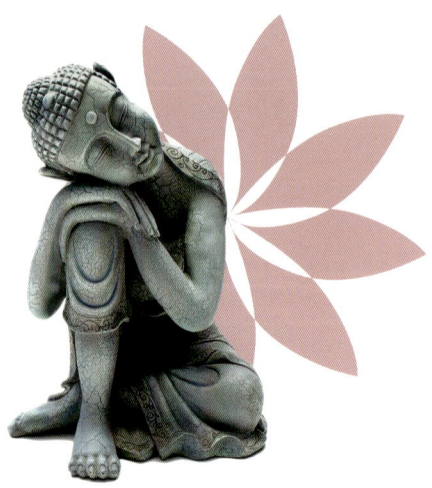

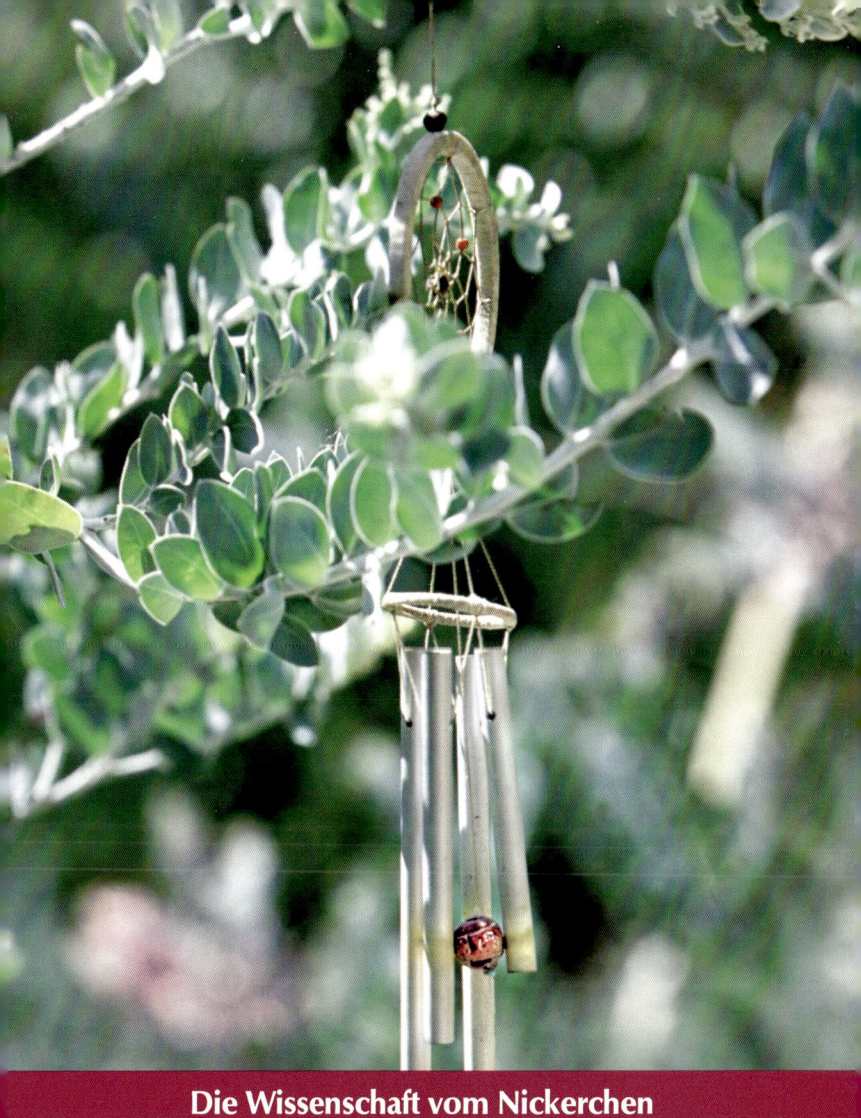

Die Wissenschaft vom Nickerchen

Die Forschungen der sogenannten Chronobiologie, jener Sparte der Biologie, die sich mit der Zeitabhängigkeit der Lebensäußerungen befasst, zeigen schon lange, dass wir alle mittags ein Energietief haben mit einem Müdigkeitsgipfel um 13 Uhr, der sich bis 14 Uhr hinzieht. Inzwischen haben immer mehr Universitäten rund um die Welt und auch das Max-Planck-Institut in München bestätigt, dass der in deutschsprachigen Landen so schlecht beleumundete Mittagsschlaf, den man hier gerade noch Kindern **Bessere Kon-** und Alten zugesteht, enorme Potenziale in sich **zentration** birgt. Schon ein Schlaf von einer knappen halben **und Reaktion** Stunde erhöht die Konzentrations- und Reaktionsfähigkeit je nach Studie um 16 und 34 %. Keine einzige Studie zeigte irgendeine Verschlechterung durch das Nickerchen.

Die Weltraumbehörde NASA fand in eigenen Untersuchungen heraus, dass sich die nachmittägliche Leistungskurve mittels Kurzschlaf um 30 % heben ließe und die Fähigkeit, richtige Entscheidungen zu fällen, sogar um satte 50 %. Forscher verschiedener Universitäten bestätigten entsprechend, dass der Mittagsschlaf die Fehlerquote am Nachmittag halbiert und die Reaktionszeit um 15 % verbessert. Raumfahrer und andere Überflieger tun also gut daran, sich diese kleine karriere- und, wie sich anschließend zeigen wird, auch gesundheitsfördernde Pause zu gönnen. Aber es kommt noch dicker.

Aus Harvard verlautete wissenschaftlich, Mittagsschlaf helfe messbar, Erlerntes anschließend im Gedächtnis zu verankern. Das ist nicht so erstaunlich, denn wir wissen seit Langem, dass jegliches Wachstum nur im Schlaf stattfindet, weil **Bessere** nur dann das entsprechende Hormon HGH **Gedächtnis-** (Human Growth Hormone) gebildet wird[1]. Also **leistung** wären auch Schüler und Studenten und alle, die noch wirklich leben und lernen, mit dem mittäglichen „Nap" gut beraten.

Der zweite Energiehöcker und damit der Schritt vom Dromedar zum Kamel ist also leicht zu schaffen, allein mittels dieser uralten bewährten Schlaf-Methode. Neuerdings ist das auch wissenschaftlich belegt für die Siesta der mediterranen Länder.

Mittagsschlaf ist gesund

In jeder Sekunde gehen 10 Millionen Zellen unter und müssen wieder ersetzt werden. Wachstum und damit Regeneration kann nur im Schlaf stattfinden. Insofern ist neben Fasten der Schlaf tatsächlich die einzig gute Waffe im Arsenal der Anti-Aging-Medizin. Im Schlaf schaltet der Organismus darüber hinaus auf das parasympathische, für Regeneration zuständige Nervensystem um, das Erholung auf allen Ebenen ermöglicht und zum Beispiel ein neuerliches Einpendeln der Flüssigkeitsspiegel in den Zellen er-

[1] *Siehe dazu Ruediger Dahlke: „Schlaf – die bessere Hälfte des Lebens", München 2005*

möglicht. Deshalb sehen wir ausgeschlafen nicht nur besser aus, sondern fühlen uns auch so.

Dass die Haut sich im Schlaf ausruhen kann und dadurch besser wird, weiß jeder von der Erfahrung des Gegenteils, von schlaflosen Nächten. Im ausgeschlafenen Zustand ist die Haut leicht **Die Haut** rosig von guter Durchblutung, fühlt sich glatt und **erholt sich im** seidig an und etwas praller, weil auch im kurzen Mit-**Schlaf** tagsschlaf nicht nur die Energie-, sondern auch die Wasserreserven der Zellen aufgetankt werden.

Indem schon ein kurzer Mittagsschlaf Blutdruck und Puls verringert, die Körpertemperatur und die Stoffwechselrate senkt, macht das Nickerchen tatsächlich und nachweislich schöner. Alterssymptome wie Ringe unter den Augen und fahle Haut verschwinden tendenziell. Tatsächlich konnte die Universität von Chicago mit einer Untersuchung junger Männer noch belegen, dass Schlafen jung hält und Schlafmangel umgekehrt frühzeitig altern lässt.

Besonders an der Wirbelsäule spielt das eine große Rolle, da ihre Bandscheiben nicht durchblutet, sondern nur durch Diffusion, das langsame Einsickern von Gewebewasser, ernährt werden. In der Horizontale, wenn der sonst auf ihnen lastende Druck nachlässt, kann der Mittagsschlaf den Bandscheiben folglich doppelt guttun. Insofern liegt hier tatsächlich ein Vorteil des Hinlegens und Ausstreckens beim Mittagsschlaf. Der Effekt ist schon nach einer knappen halben Stunde spürbar, man wächst schlafend und geht wieder ein bisschen größer in den Nachmittag und gegebenenfalls auch Abend und ist beiden dadurch natürlich auch im übertragenen Sinn besser gewachsen.

Überhaupt kann uns Schlafentzug mit seinen vielen Symptomen auf der Kehrseite zeigen, wofür Schlaf und besonders der Mittagsschlaf in der Mitte der schlaflosen Tageszeit so wichtig ist. Was das Nervensystem angeht, sind wir nach einer durchwachten Nacht nur noch so zurechnungsfähig wie mit einem Promille Alkohol im Blut.

Im Schlaf pendeln sich die Stoffwechselgleichgewichte überall wieder ein, die Durchblutung verbessert sich, weil sich der Muskeltonus in den Gefäßen entspannt, die Augen erholen sich und verbessern unseren Durchblick nach dem Schlaf. Selbst die Stimmung hebt sich im ausgeschlafenen Zustand.

Neuere internationale Untersuchungen zeigen inzwischen in fast dramatischer Weise, wie der Mittagsschlaf zur Rettung der durchschnittlich sieben Jahre früher sterbenden und ziemlich fertigen Männer werden könnte. Wer von ihnen mittags regelmäßig eine Arbeitspause macht, in der er schläft, verringert sein Risiko, an Herz-Kreislauf-Erkrankungen zu sterben, der Haupttodesursache in Europa und USA, um sagenhafte 64 %. An der Universität Athen wurden zu diesem Zweck 23 681 Menschen untersucht. Selbst ein nur dreimaliger Mittagsschlaf pro Woche reduzierte das Risiko, an Herzinfarkt zu sterben, noch um 37 %. Dieser Effekt ist bei arbei-

Studien zeigen, wie gesund schlafen ist

tenden Männern deutlicher als bei Rentnern und bei Männern insgesamt stärker als bei Frauen. Vieles spricht dafür, dass diejenigen, die solche Schlafpausen am weitesten von sich weisen, sie am nötigsten hätten.

Mittagsschlaf macht schlank

Mittagsschlaf ist nicht nur gesund und macht schön, sondern er hält noch ein weiteres Geschenk an moderne Menschen bereit: Er macht schlank. Mittagsschläfer sind durchschnittlich schlanker. Wissenschaftlich lässt sich das erklären: Der Körper kann nur schla-**Schlafen** fend das Hormon Leptin produzieren, das unser **als Schlank-** Hungergefühl regelt und ein natürliches Sättigungs-**heitskur** gefühl hinterlässt. Ein regelmäßiges Nickerchen kommt so einer Kur gleich, nur ist es viel günstiger und wirksamer. Eine ideale Zeit, um in den Mittagsschlaf einzusteigen und daraus ein regelmäßiges Ritual zu machen, wäre tatsächlich eine Kur, nämlich die des Fastens. Viele Teilnehmer meiner Fastenseminare haben das mittägliche und abendliche intensive Ruhen auf diesem gesunden und angenehmen Weg gelernt und sogar die Möglichkeiten des Schlafes durch das Erlernen von „Tiefenentspannung" und Trance noch verbessert.[2] Viele haben so als Dromedare begonnen und über das Kamelstadium den Schritt zum Drachen geschafft. Wer den Schlaf auf diesem Weg gleichsam nebenbei in Trance verwandelt, kann es sogar ruck, zuck zum Glücksdrachen bringen, wie wir noch sehen werden.

26

---

[2] *Siehe dazu Ruediger Dahlke und Dorothea Neumayr: „Sinnlich Fasten", München 2010*

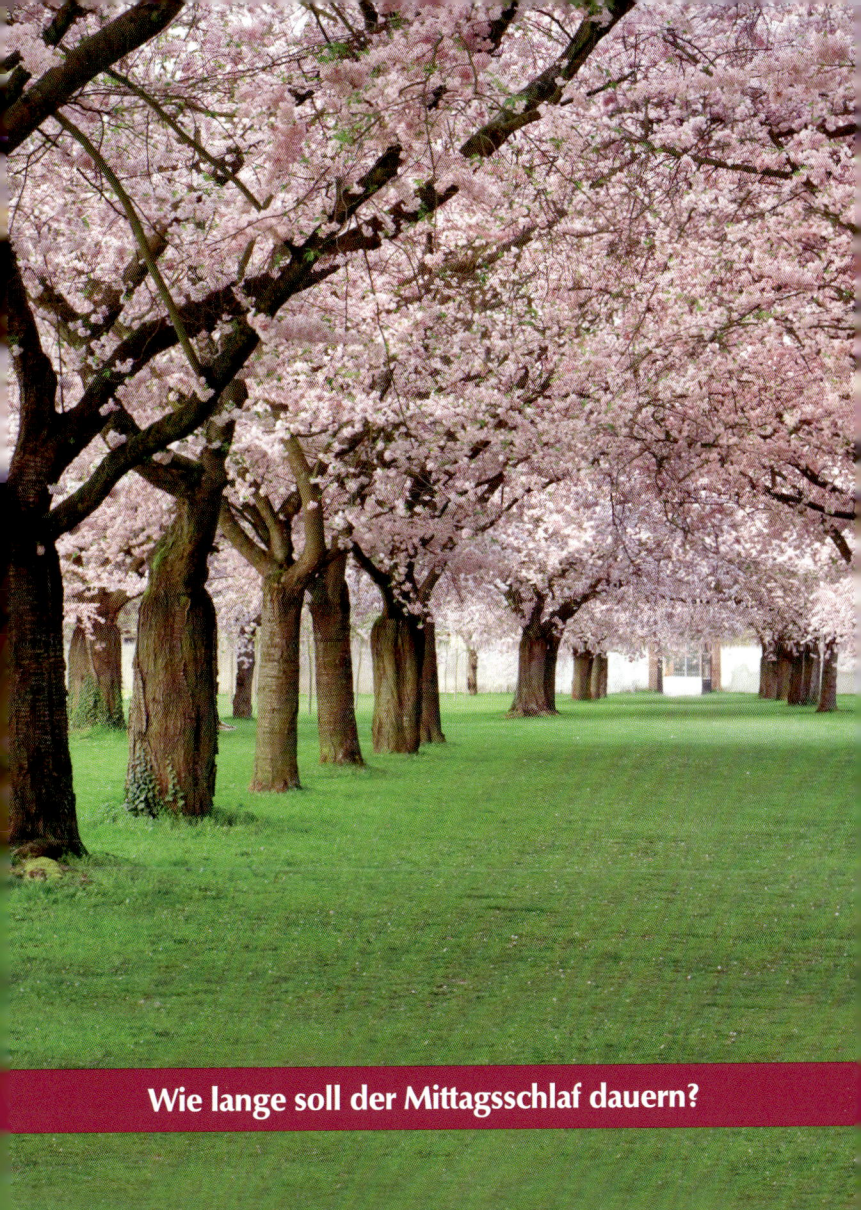

Wie lange soll der Mittagsschlaf dauern?

Die Elite der Schlafforscher, in Deutschland angeführt von Prof. Zulley von der Universität Regensburg, plädiert engagiert für **Länger** einen Mittagsschlaf von weniger als einer halben **schlafen ist** Stunde. Von längeren mittäglichen Schlafphasen **gesünder** wird ausdrücklich und dringend abgeraten. Forscher der Harvard University haben nun jedoch herausgefunden, dass längere Schlafphasen von einer Stunde und mehr noch bessere Auswirkungen im Hinblick auf Gesundheit und sogar Leistungsfähigkeit böten. Sie testeten 30 Freiwillige auf ihre geistige Leistung im Hinblick auf zwei Zeitblöcke vormittags und zwei nachmittags. Alle waren im ersten morgendlichen Block am besten und bauten schon im zweiten deutlich ab. Diejenigen, die mittags eine Stunde geschlafen hatten, verbesserten ihre Leistung im dritten Block im Vergleich zum zweiten wieder und konnten sie bis abends auf diesem Level halten. Diejenigen, die nur eine halbe Stunde geschlafen hatten, konnten ihre Leistung vom zweiten Zeitblock auch nachmittags aufrechterhalten, aber nicht mehr verbessern. Diejenigen ohne Mittagschlaf bauten kontinuierlich weiter ab. Ein genaues Abbild also der Energie-Höcker-Situation von Dromedar und Kamel.

Ähnliche Ergebnisse zeigten sich im Hinblick auf die Herzinfarkt-Prophylaxe. Den vollen Schutz hatten nur diejenigen, die eine gute Stunde schliefen gegenüber denjenigen, die es **Eine Stunde** nur auf eine halbe brachten. Diese waren aber noch **ist besser als** deutlich besser dran als Nichtschläfer. Demnach **eine halbe** spricht alles für die längere Mittagsruhe von einer guten Stunde. Wie aber konnte es zu dieser wissenschaftlichen Kontroverse kommen? Wie konnten sich die Koryphäen der Schlafforschung so lange so sehr täuschen? Einige empfahlen sogar, direkt vor der Siesta noch einen Espresso zu trinken, damit man sicher vor einer halben Stunde aufwachen würde, um nicht in die gefürchtete schlaftrunkene Situation zu geraten.

Die Antwort ist eigentlich sehr einfach: Serotonin.

Das Wohlfühlhormon und seine Geheimnisse

Der Schlafzyklus[3] folgt in der Regel einem 90-minütigen Rhythmus, der sich auch sonst durch den Tag zieht. Nach einer halben Stunde Schlaf sinkt der Organismus bereits in so tiefe Bereiche, dass Schläfer beim Aufwachen die gefürchtete Desorientierung und Matschigkeit spüren. Woran liegt das und wie lässt es sich verhindern?

Tatsächlich fängt der Organismus nach 30 Minuten an, das Schlafhormon Melatonin zu produzieren, das er aus dem Neurotransmitter Serotonin herstellt, der wiederum aus der Aminosäure L-Tryptophan entsteht. Serotonin gilt auch als Wohl-

[3] *Siehe dazu Ruediger Dahlke: „Schlaf – die bessere Hälfte des Lebens", München 2005*

fühlhormon und erfreut sich folglich zunehmender Beliebtheit. Wenn der Organismus nach 30 Minuten anfängt, es zu verbrauchen, fehlt es entsprechend anschließend beim Aufwachen und die Betroffenen fühlen sind eben nicht mehr wohl. Hier liegt der Grund, warum so viele Schlafforscher in der Vergangenheit von längeren mittäglichen Schlafphasen abrieten: Sie wollten den Betroffenen den spürbaren Serotonin-Mangel beim Aufwachen ersparen.

Der Wohlfühleffekt hat Serotonin in letzter Zeit ungeheuer beliebt gemacht. All die Millionen, die vor allem in den USA frei- **Das Wohl-** willig Antidepressiva der Klasse der Serotonin- **fühlhormon** Wiederaufnahme-Hemmer wie Prozac (in USA), Ci- **Serotonin** pralex, Fluctine usw. (bei uns) einnehmen, sind hinter ihm her, aber auch Millionen Techno-Kids und Raver, die MDMA oder Ecstasy einwerfen, um alles verfügbare Serotonin auszuschütten – und natürlich auch die Abermillionen Süßigkeiten-Fans, die gar nicht genug Schokolade etc. bekommen können. Mittels dieser Suchtmittel können sie wenigstens ein wenig vom Zauberhormon Serotonin spüren. Leider hat diese größte gutbürgerliche dritte Gruppe die schlechtesten Karten in diesem Glücksspiel, denn über Typ-II-Diabetes und Übergewicht ist sie von den unangenehmsten Risikofaktoren bedroht.

Die Lösung – auch für unser Schlafproblem – ist viel einfacher und sehr gesund. Der längere Mittagsschlaf ist kein Problem, solange genügend Serotonin vorhanden ist, denn nur in der

Mangelsituation macht der längere Schlaf schlaff, schlapp und schläfrig.

Persönlich kannte ich dieses Problem sehr gut und habe deshalb 2005 in meinem Schlafbuch ebenfalls für die kurzen Mittagsschlafzeiten plädiert. Seit ich jedoch über einen einfachen Trick Serotonin im Überfluss auf natürlichem Weg bekomme, hat sich das Problem im wahrsten Sinne des Wortes in Wohlgefallen aufgelöst. Ich nehme morgens nüchtern einen Löffel fein vermahlene Rohkost[4] zu mir, trinke danach ein Glas Wasser und esse eine halbe Stunde nichts.

Mit der fein vermahlenen Rohkost imitieren wir ein uraltes Muster der Evolution. Die frühen Menschen wachten über Jahrmillionen Jahre morgens hungrig auf und mussten sich sogleich durch die Savannen trottend auf Nahrungssuche begeben. Sie sammelten, was sie fanden, und das war im Wesentlichen roh und pflanzlichen Ursprungs. Mit ihren vergleichsweise mächtigen Gebissen mahlten sie die Pflanzen faserfein, um an die spärlichen Kalorien zu gelangen. Auf diesem Weg gelangte ausreichend L-Tryptophan, die Vorstufe von Serotonin, in ihr Gehirn. Da alle anderen Aminosäuren – laufend – in den Muskeln verbraucht wurden, blieb allein L-Tryptophan an der sogenannten Blut-Hirn-Schranke übrig und konnte konkurrenzlos eindringen und ihnen die notwendige Lebensstimmung bescheren. Sie konnten und mussten natürlich auch nach ihren Schlafpausen sofort wieder fit und meist kampf- oder je-

Serotonin im Überfluss

[4] *„Take me – Glücksnahrung": zu bestellen unter www.heilkundeinstitut.at*

denfalls fluchtbereit sein. Die Evolution hat für sie gesorgt und ihren Organismus entsprechend ausgerüstet.

Wir müssen uns heute nur klarmachen, dass wir mit demselben Organismus in einer völlig veränderten Welt leben und Evolution unendlich lange dauert. Da wir inzwischen – schon aus Zeitmangel – nicht mehr so ausgiebig kauen, müssen wir die möglichst L-Tryptophan-reiche Rohkost äußerst fein vermahlen.

Rohkost als Glücksnahrung Damit sie wirklich roh bleibt, muss das mit langsam mahlenden Steinmühlen geschehen. Damit wir nicht ständig rennen müssen, reicht es, einen ebenso fein vermahlenen Fruchtanteil dazuzugeben wie aus möglichst vollwertigen Äpfeln, Himbeeren oder Mandarinen. All das gibt es inzwischen in geschmacklich guter Qualität unter dem Namen „Take me – Glücksnahrung" zu einem Preis von knapp 30 Euro pro Quartal. Da die Halbwertszeit von Serotonin bei 21 Stunden liegt, reicht in der Regel die morgendliche Einnahme für den ganzen Tag und ermöglicht beliebig lange Ruhephasen mit positiv gestimmtem Erwachen. Nur in seltenen Fällen, bei Frauen häufiger als bei Männern, hat es sich bewährt, auch abends 30 Minuten vor dem Essen noch einmal einen gehäuften Esslöffel in Wasser oder Saft zu sich zu nehmen. Dieser Effekt im Hinblick auf besseren Schlaf (auch in der Nacht) ist selbst für jenes Viertel der Benutzer spürbar, die nicht so rasch in den Genuss gehobener Stimmung kommen.

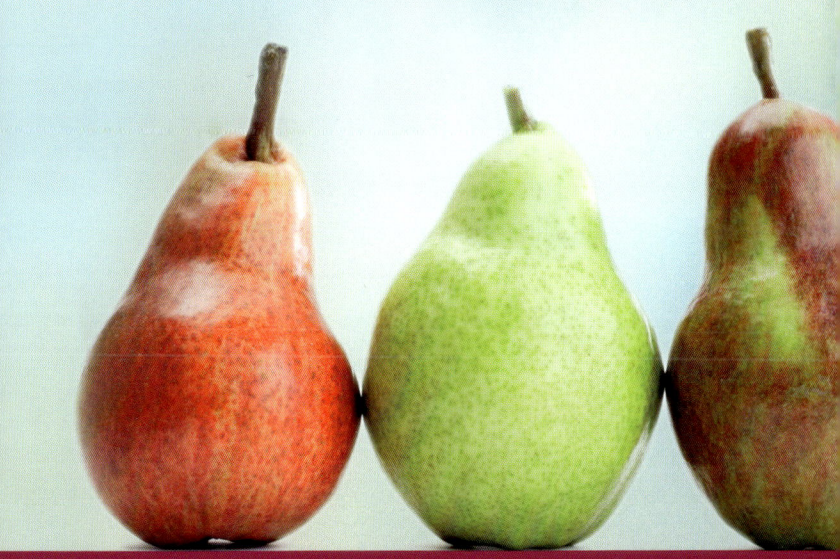

Powernapping – wie geht das?

Übersetzt hieße Powernapping „Kraft-Schlaf", und genau darum geht es: Kraft für den Nachmittag auf entspannte Art zu tanken.

✳ Machen Sie es sich so bequem, wie es Ihre Mittagspause erlaubt! Und sorgen Sie auf jeden Fall dafür, dass Sie nicht gestört werden. Sie könnten Ihren Kolleg(inn)en sagen, Ihr Mittagsschlaf beziehungsweise Ihre „Tiefenentspannung" sei ärztlich verordnet. Das stimmt sogar, seit Sie diese Zeilen gelesen haben.

✳ Der Bürostuhl bleibt Ihnen auf alle Fälle, und er ist wohl – nach dem Bett – das bewährteste Schlafmöbel im Land, da der typische Büroschlaf auf ihm stattfindet. Man kann wun-der-voll auf demselben Büro-Drehstuhl, auf dem man den Vormittag arbeitend verbracht hat, sowohl einen Mittags-schlaf machen als auch eine „Tiefenentspannung".

✳ Für die äußere Haltung bei der Mittagsruhe gilt das Gleiche wie für die Meditation. Wer völlig entspannt und körperlich perfekt ausgewogen im Lotossitz meditieren kann, wird auch so schlafen können, aber wer kann das schon? Insofern emp-fiehlt es sich – zumal es der Erleuchtung auch noch egal ist, in welcher Position wir sie erlangen –, sich dem Thema sehr pragmatisch und geradezu gemütlich zu nähern.

✳ Die Füße stehen dabei zur guten Erdung flach und bequem auf dem Boden. Die Hände empfiehlt es sich im wahrsten Sinne des Wortes in den Schoß zu legen – auch als äußeres Zeichen der nun kommenden Innenwendung.

✳ Der Kopf wäre am besten anzulehnen, sofern der Bürostuhl eine Kopfstütze hat. Es bedarf einiger Übung, ihn ohne Stütze in der Mitte auszubalancieren. Dann ist allerdings darauf zu achten, ihn nicht hängen zu lassen, was die Nackenmuskeln überstrapazieren würde und Hartnäckigkeit Vorschub leistet, ihn aber auch nicht in den Nacken zu werfen, was Hochnäsigkeit begünstigen könnte.

✳ Wenn Ihnen Angst und Last Ihres Lebens schon im Nacken sitzen, kann auch ein Nackenkissen, wie aus Flugzeugen vertraut, wertvolle Dienste leisten.

✳ Die vom autogenen Training bekannte Droschkenkutscherhaltung, bei der der Kopf und der obere Rumpf nach vorn hängen, ließe sich zu einer Alternative erweitern, bei der man die Arme auf dem Tisch verschränken, die *Haupt*sache darauf betten und so einschlafen könnte. Mir persönlich sagt diese in sich zusammengesunkene Haltung weniger zu, aber vielleicht ist es genau dieses Muster, das Ihnen für den mittäglichen Rückzug entspricht.

＊ Natürlich ließe sich auch mit Vorteil im Liegen schlafen, meditieren und reisen. Dazu reicht eine schmal auf Körperbreite gefaltete Decke und manchen sogar ein beliebiges Stück Teppichboden. Auf dem Boden (Teppich, Wolldecke, Gymnastik- oder Yogamatte) oder dem Sofa oder auf einer Ruheliege kann die Entspannung rascher und leichter kommen als im Sitzen. Diese liegenden Positionen sind jedenfalls besser, wenn Ihr Rucksack, den Sie durchs Leben schleppen, schon sehr schwer ist und Sie das auch bereits zu spüren bekommen. Im Liegen entlasten Sie die Bandscheiben und diese können sich wie ein Schwamm wieder voll Gewebewasser, ihre einzige Nährlösung, saugen. Dabei wachsen Sie insgesamt ein wenig nach oben und können so anschließend deutlich praller und gestärkter und sogar ein wenig größer in den Nachmittag starten.

＊ Natürlich ist es auch möglich, auf dem Bürostuhl zu beginnen, bis mit der Zeit allen im Umfeld klar wird, dass man sich für den Weg des entspannten Erfolges, der Karriere aus der eigenen Mitte heraus entschieden hat und die Mittagsruhe unantastbar, um nicht zu sagen heilig ist. Dann ließe sich auch auf den Boden wechseln und so die körperliche Entspannung noch weiter voranbringen, denn so können alle Muskelgruppen am leichtesten und besten loslassen. Später, wenn die Trance tief und die Entspannung längst vollkommen ist, ließe sich wiederum zur aufrechten und damit klas-

36

sischen Meditationshaltung zurückkehren, um auf diesem Weg seinem Leben eine ganz andere Tiefe und vor allem tieferen Sinn zu geben. Dieser kann nicht ausbleiben, wenn man sich täglich zweimal in der beschriebenen Weise nach innen und der eigenen Seele zuwendet.

✳ Sofern sich eine Bürogemeinschaft einig ist, könnte auch ein Räucherstäbchen Ausdruck und Symbol der anderen Dimension sein, die jetzt ansteht. Natürlich ist es vorteilhaft, wenn äußere Störungen ausgeschlossen werden können. Oft reicht dazu ein Schild und manchmal einfach die entsprechend deutliche Position der Entspannung.

✳ Eine Schlafmaske kann ein hilfreiches Utensil sein.

✳ Nutzt man dazu einen Discman oder MP3-Player für eine geführte Meditation oder eine Trancereise, werden selbst in einem Großraumbüro die anderen nicht merken, was abläuft.

✳ Der Thinkman ist eine Kombination aus der Technologie des von Flanagan entwickelten Neurophones mit den Möglichkeiten eines modernen MP3-Players. Der Thinkman leitet die Information sozusagen vorbei am Ohr direkt in den Körper, sodass sie uns unvergleichlich leicht in Fleisch und Blut übergeht. Dadurch hat unsere gut geschulte Abwehr im Dienste des Egos ungleich weniger Chancen, die aufgenommene Information zu boykottieren. Persönlich habe ich mit dieser Methode bei meditativen Reisen, als auch in Seminaren und beim Sprachenlernen sehr gute Erfahrungen gemacht.

✳ Ein weiterer Hit ist für mich die „Massage-Liege"[5] von hhp, die keine ist, sondern mit sanften Schwingungen arbeitet und so dem Tibetan Pulsing von der Wirkung her noch am nächsten kommt. Hhp spricht von Andullation und erreicht wirklich verblüffende Wirkungen mit dieser neuen Technologie, die einen von Kopf bis Fuß einschließlich des Bauches sanft durchvibriert und damit in sehr angenehme tiefe Entspannungszustände führt. Ich nutze das System seit einem Jahr für meine Mittagsruhe und bin dafür gern in die Horizontale zurückgekehrt. Die Liege eignet sich auch für eine Fünf-Minuten-Pause, wenn Sie sich zwischendurch mal schlapp fühlen. Im Gegensatz zu allen anderen im Buch empfohlenen Hilfen sind die beiden letzten aus der modernen High-Tech-Welt auch preislich aufwändig. Andererseits könnten uns Gesundheit und Wohlbefinden einiges wert sein. Diese beiden Geräte sind keineswegs zwingend, sondern ein modernes Zusatz-Geschenk zum guten alten Mittagsschlaf, der wie nichts anderes verhindern kann, dass wir vorzeitig alt aussehen. Die Verbindung von uralt und hochmodern hat sich jedenfalls mittags und abends sehr bewährt und kann uns wundervoll beschenken.

✳ Versuchen Sie, von allein aufzuwachen, indem Sie sich vor dem Einschlafen eine Aufwachzeit vornehmen. (Ihr Arbeitgeber würde es sicherlich begrüßen, wenn Sie sich in der Anfangszeit zusätzlich kurz danach einen Wecker stellen.)

[5] *Zu bestellen unter www.hhp.de*

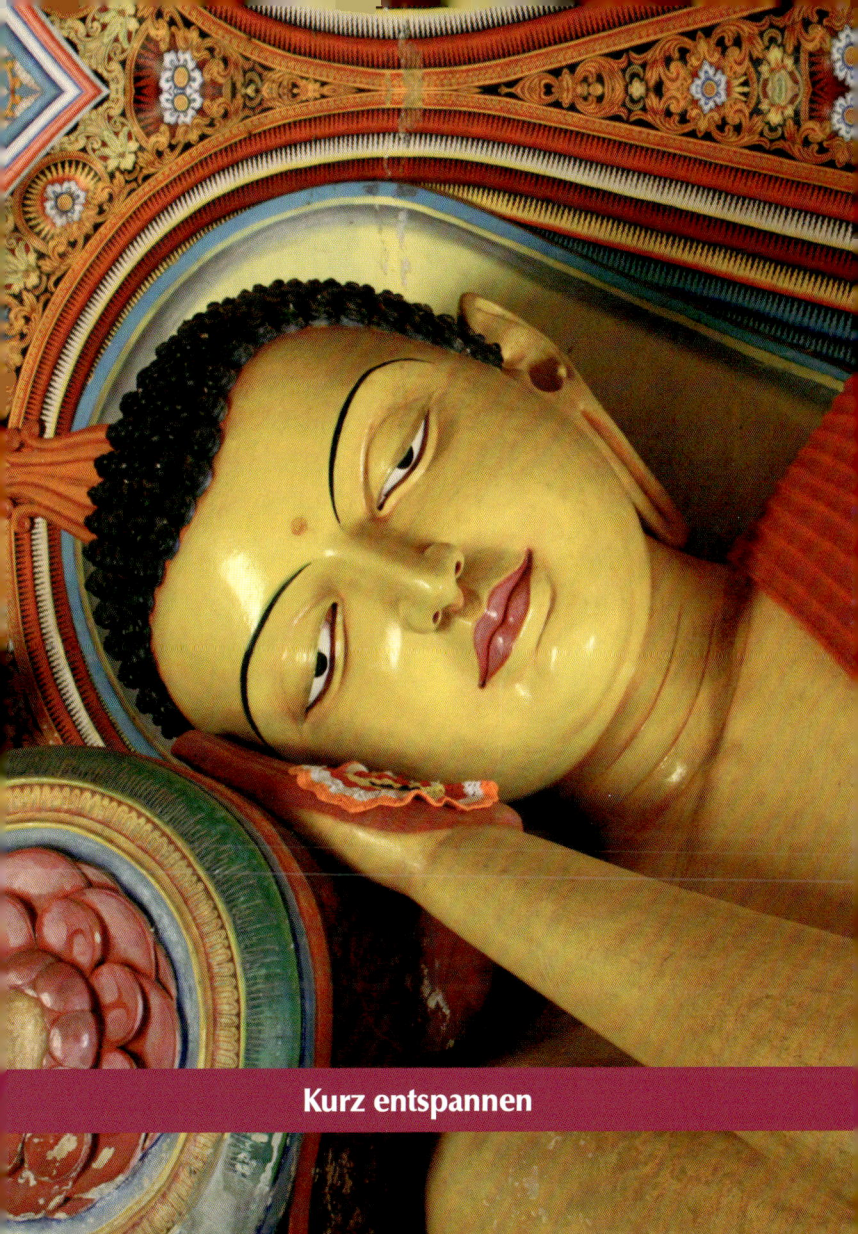

Kurz entspannen

Minimalschlaf

Den Übergang von Beta- zu Alphawellen kennen einige über die oft seltsam anmutende Erfahrung, wenn Sie vom völlig entspannten Wach- in den Schlafzustand wechseln. Diesen beson- **Die beson-** deren und oft seltsamen Moment des Wegsinkens **dere Kraft-** beziehungsweise Einschlafens können wir auch **quelle** noch gesondert als Kraft- und Energiequelle nutzen. Wer schon einmal das Sekundenschlaf-Phänomen beim Autofahren erlebt hat, weiß, wie hellwach man danach ist. Beim ersten Mal dachte ich, wenn ich dergleichen auf meinen nächtlichen Autofahrten nach Vorträgen erlebte, es sei der Schreck vor der gerade noch überstandenen Gefahr, der hormonell so wachrüttle. Bald aber fand ich eine ebenso rettende wie einfache Lösung: Beim ersten Anzeichen von Müdigkeit fuhr ich auf einen Parkplatz und schlief ein wenig. Mit der Zeit fand ich heraus, dass die Länge des Schlafens wenig Einfluss auf meine gewonnene Frische hatte. Schon 5 Minuten konnten ähnlich viel bringen wie 20. Schließlich reduzierte ich die Schlafzeit immer mehr und entwickelte einen völlig ausreichenden Minimalschlaf. Ich zog den Zündschlüssel sofort nach dem Einparken ab und behielt ihn in der Hand, während ich mich entspannt zum Schlafen zurück- und den Kopf anlehnte. Mit der Zeit lernte ich so, fast augenblicklich einzuschlafen. Sobald das aber geschah, ließ der Muskeltonus nach, die Hand entspannte sich, der Schlüssel fiel hinunter und ich wachte auf und war genauso munter wie nach dem Sekundenschlaf bei voller Fahrt und auch fast so frisch wie nach 20 Minuten.

Energiespende im Moment des Einschlafens

Meine Erklärung dafür ist die zauberhafte Energiespende im Moment des Einschlafens. An diesem Übergangspunkt zwischen Wachen und Schlafen, wenn wir von einem in den anderen Bewusstseinszustand wechseln, kommen wir offenbar der Einheit und damit dem Hier und Jetzt der Gegenwart sehr nahe. In solchen Momenten aber können wir erfahrungsgemäß sehr viel Energie tanken.

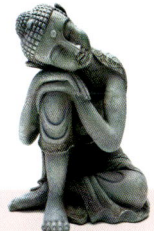

Körperfühlen

Wer das nicht so rasch lernt, kann über das sogenannte Körperfühlen einen ähnlich entspannenden Effekt erreichen. Lehnen Sie sich auf einem bequem zurückgelehnten Stuhl entspannt an und schließen Ihre Augen. Richten Sie Ihre Aufmerksamkeit bewusst nach innen und spüren den körperlichen Regungen nach, die jetzt auftauchen mögen. Und nehmen Sie alle diese Empfindungen an, wie sie sind. Ohne irgendetwas zu beeinflussen oder auch nur zu kontrollieren, registrieren Sie, was immer in Ihnen vorgeht. Stellen Sie sich vor, den aufsteigenden Wahrnehmungen innerlich zuzulächeln. So wird jede Empfindung aus Ihrem eigenen Körperland bewusst wahr- und wichtig genommen und mit lächelnder Aufmerksamkeit eingehülllt.

Wo immer Sie Ihr Lächeln in Gedanken hinschicken, kann auf den Schwingen der Gedanken auch Ihr Lächeln hingelangen und dabei nebenbei Entspannung verbreiten. Auf diesem Weg lässt sich allmählich und in überschaubarer Zeit der Körper mit bewusster Achtsamkeit überziehen und sogar mit Lächeln durchfluten. Enge und Anspannung werden so durch Weite und Offenheit ersetzt, Anspannung kann in Entspannung übergehen und Verschlossenheit wird sich lösen. Mit der körperlichen Entspannung wird auch seelische und geistige einhergehen.

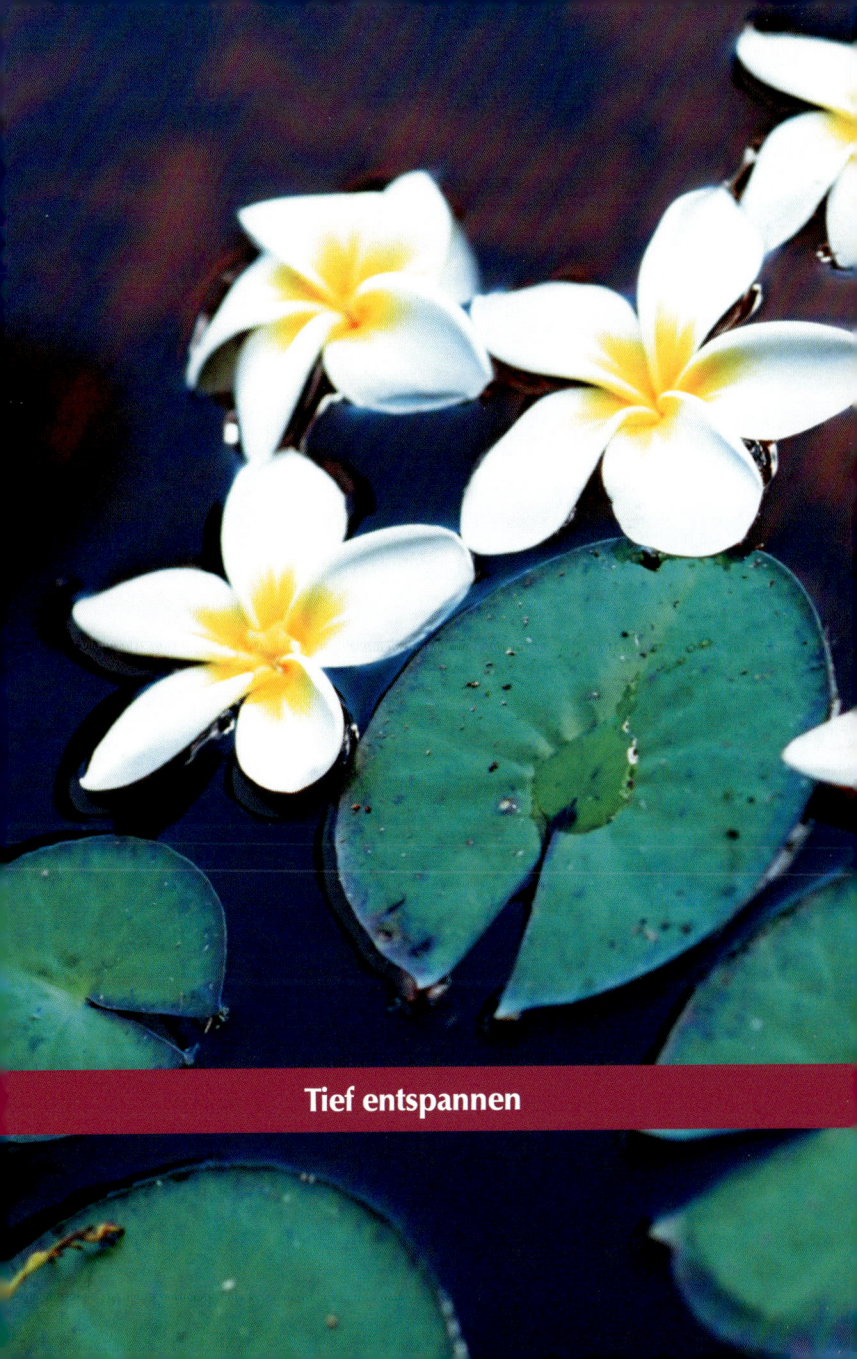

Tief entspannen

Es gibt Menschen, die nur schwer zur Ruhe kommen und mittags nicht einschlafen können. Gerade für sie ist eine Ruhepause besonders wichtig. Im Osten (er)kennen alle und bei uns im Westen immer mehr das Tai-Chi-Symbol:

Würden wir unser Leben bewusst an diesem universellen Muster orientieren, hätte das viele Vorteile für alle möglichen Lebensbereiche. Für Tag und Nacht und Wachen und Schlafen ist es aber geradezu zwingend. So wie der obere weiße Yang-Anteil den Tag und die archetypisch männliche Sonnenseite symbolisiert, steht der untere schwarze Yin-Teil für das archetypisch weibliche Mondprinzip. Typischerweise dringt der weiße Yang-Teil auch in seinen dunklen Gegenpol ein und umgekehrt der schwarze Yin-Teil auch in den oberen weißen Yang-Bereich. Vor allem finden wir die gegenseitige Durchdringung durch einen schwarzen Punkt im weißen Feld und einen weißen im schwarzen Feld dargestellt.

Die Harmonie von Yin und Yang

44

Das sollten wir auch für unseren Tages- und Lebensrhythmus beachten. In der dunklen Nachtseite des Tages repräsentieren die REM-Phasen den weißen Punkt. In ihnen herrschen die gleichen Beta-Muster der Gehirnwellen wie im Tagesbewusstsein.

Genauso wie wir diesen Tages- oder Yang-Pol in der Nacht brauchen, um seelische Themen zu verarbeiten, benötigen wir eine Entsprechung als Nacht- oder Yin-Pol am Tag, um mit diesem in angemessener Weise fertigzuwerden. Dieser Pol müsste entsprechend durch die Gehirnwellen-Muster der Nacht ausgezeichnet sein. In einem Mittagsschlaf von einer knappen halben Stunde können wir tatsächlich bis in Alpha-Wellen absinken. Wollen wir diesen allerdings zu einem wirklichen **In Alpha-** „Powernap" machen, sollten wir über „Tiefenent- **Wellen** spannung"[6] lernen, bis in Trance-Bereiche zu sinken. **absinken** So könnten wir dem Schlaf-Wellen-Muster noch näher kommen, denn mittels „Tiefenentspannung" erreichen wir sehr rasch – und wie auf Bestellung – den Alpha-Wellenbereich. Innerhalb weniger Wochen entwickelt sich daraus sogar ohne unser bewusstes willentliches Dazutun Trance-Tiefe, die sich durch Teta-Wellen auszeichnet. Auch hier wieder solch ein Geschenk, wie wir es nun aus der archetypisch weiblichen Welt des Schlafes und der Nacht schon fast gewohnt sind. In Trance-Zuständen dieser Wellenqualität kommen die erstaunlichen Leistungen von Heilern und indischen Saddhus zustande, die sich noch weitestgehend unserem wissenschaftlichen Erklärungsbedürfnis entziehen. Erst

45

[6] *Ruediger Dahlke: CD „Tiefenentspannung zur Synchronisierung beider Gehirnhälften. Heilmeditationen", München 2007*

jüngste Untersuchungen zeigten, dass die meisten Menschen in der Lage sind, in solche Bereiche abzutauchen und sich entsprechend tief zu regenerieren.

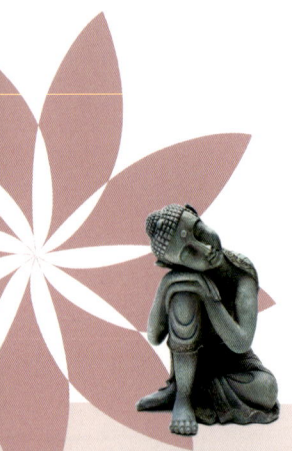

Tiefenentspannung

* Legen Sie sich entspannt und so locker wie möglich in die Rückenlage. Zur Unterstützung der Wirbelsäule wäre ein Kissen oder eine Rolle unter den Kniekehlen vielen hilfreich.
* Erleben Sie bewusst mit, wie sich beim Einatmen die Bauchdecke hebt und beim Ausatmen senkt. Mit Ihren Händen auf den Bauch können Sie das Heben und Senken der Bauchdecke noch besser spüren. Dabei könnten Sie sich vorstel-

len, wie Ihre Hände zu lächeln beginnen und Ihnen Zuwendung vermitteln. Beginnen Sie nun mit einer gedanklichen Reise durch Ihren Körper und hinterlassen jeder besuchten Region ein Lächeln, sodass sich immer mehr Inseln des Lächelns bilden, die sich durch Weite und Offenheit auszeichnen.

* Beginnen Sie beim Kopf und oben am Scheitel und lassen das Lächeln an Gesicht und im Innern der *Haupt*sache langsam wie Honig hinunterfließen – ein süß und milde fließender Honigstrom, der Entspannung mit sich bringt und Loslassen, fließt so im Körperland hinab und erreicht bald Hals und Brust …

* Lächeln Sie auch in Ihre Augen und danken Ihnen für all die Bilder und Eindrücke, die sie vermitteln, und dann auch in Ihr unermüdliches Herz, das schon so lange für Sie arbeitet, und in Ihre Lungenflügel, diese inneren Flügel, die Sie mit Lebenskraft versorgen.

* Lassen Sie auch in Nacken und Rücken Lächeln und Lebenskraft fließen und bis in Bauch und Becken. Fühlen Sie nun auch von den Schultern aus Ihre Arme und schließlich Hände und die Finger bis zu deren Spitzen und schicken Ihnen, die helfen, Ihr Leben in den Griff zu bekommen, mit Ihrem Lächeln Anerkennung und Zuwendung.

→

* Schicken Sie nun durchs Becken auch Lächeln in Ihre Oberschenkel und Beine und bis hinunter zu den Füßen, die Sie durch Ihr Leben tragen.
* Beenden Sie diese Tiefenentspannung, indem Sie neuerlich darauf achten, wie sich Ihre Baudecke hebt und senkt, und machen Sie sich klar, dass Sie jederzeit auf diese Ebene der Seelenbilderwelt zurückkehren können und es Ihnen mit jedem weiteren Besuch noch leichter fallen wird. Sie bahnen sich so Ihren eigenen Weg zu sich selbst.
* Vergleichen Sie im Hinblick auf den Ausgangspunkt der Reise, wie sich Ihr Körperland nun anfühlt, und vielleicht mögen Sie ihm danken für diese Erfahrung.
* Öffnen Sie langsam die Augen und kommen Sie in die Welt der äußeren Bilder zurück.

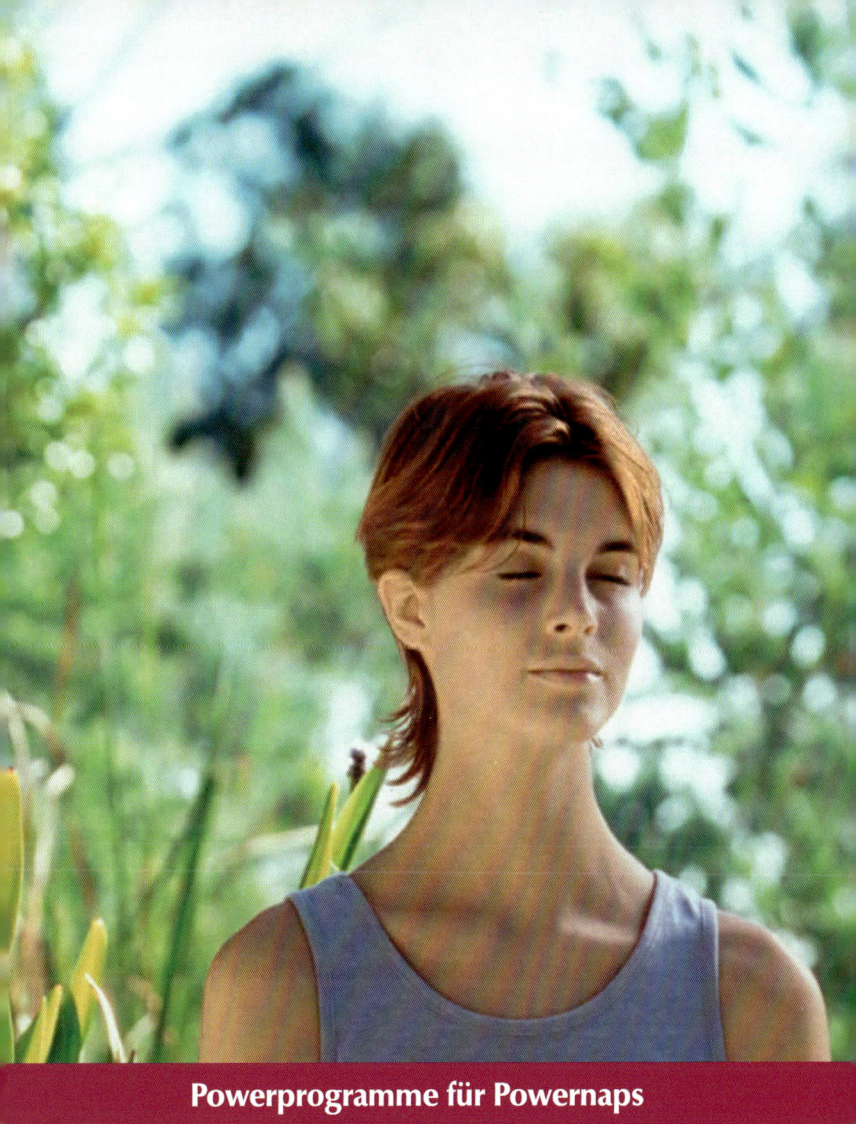

Powerprogramme für Powernaps

Die durch Schlaf und noch leichter durch „Tiefenentspannung" erreichbaren Alpha-Zustände unserer Gehirnwellen-Muster zeichnen sich dadurch aus, dass der Geist klarer wird, die Intel-

Körperliche Entspannung, geistige Wachheit ligenz zunimmt und wir zu erstaunlichen geistig-seelischen Leistungen fähig werden. Beim soge-nannten Alpha-Training, aber auch bei Methoden wie Silvamind-Control und in geführten Meditatio-nen, wie ich sie schon immer zu meinen Büchern anbiete[7], wer-den diese Zustände tiefer körperlicher Entspannung bei gleich-zeitig hoher geistiger Wachheit genutzt. In diesen Bereichen versucht man, Sportlern neue Bewegungsabläufe beizubringen und diese so gleich rascher in tieferen Bewusstseinsschichten zu verankern. Hier kann Lernen auf einem ganz neuen Niveau statt-finden und tatsächlich hat man damit beim Superlearning und bei vergleichbaren Methoden sehr gute Erfahrungen gemacht, die inzwischen auch wissenschaftlich bestätigt sind.

Aber es geht, zwar nicht im kurzen Mittagsschlaf, aber in eben-so kurzen Trance-Reisen, noch eine entscheidende Stufe tiefer, wie die Erfahrungen mit geführten Meditationen in den vergan-genen 30 Jahren gezeigt haben. In den so erreichbaren Teta-Be-

50

[7] *Siehe unter www.dahlke.at*

reichen kommt die Intelligenz auf ihr höchstes Niveau und die Entspannung des Körpers ist schon fast so tief wie in der tiefsten Tiefschlafphase der Delta-Wellen der Nacht.

In Trance-Phasen lässt sich wirklich und ohne Übertreibung von „Power" im Sinne von Kraft und Energie sprechen. Und natürlich können wir diese Phasen auch inhaltlich nutzen. Tatsächlich lassen sich in solchen – auch kurzen – Einschnitten im Tagesablauf wesentliche seelische, aber auch berufliche Themen und vor allen Dingen auch Stress be- und verarbeiten.

Die Meditations-Art der geführten Meditationen blickt auf eine ähnlich lange Tradition zurück wie die auf Gedankenfreiheit zielenden Meditationen des Ostens. In den verschie- **Seelische und** denen Mysterientraditionen der Antike wie auch **berufliche** des frühen Ägyptens wurden damit Entwicklungs- **Themen** schritte eingeleitet. Wahrscheinlich waren diese **verarbeiten** Reisen nach innen in alten Zeiten ähnlich selbstverständlich wie heute äußere. Während wir inzwischen von Film- und Fernsehbildern in einer Art Dauerberieselung überschwemmt werden, leiden viele moderne Menschen an einem Mangel an Seelen-Bildern mit direktem Zusammenhang zu ihrem Leben.

Die Zeitspanne, in der innere Bilder so gering geschätzt wurden, ist aber insgesamt – gemessen an der Menschheitsgeschichte – sehr kurz. Insofern fällt es leicht, diesen Bezug wiederherzustellen. Wo das mittags und vielleicht sogar auch abends regelmäßig geschieht, lassen sich schnell verblüffende Effekte erreichen und Heilungs- und Entwicklungsprozesse enorm fördern. Geführte Meditationen sind also dem westlichen Bewusstsein durchaus nahe und zugänglich. In der Kinderzeit haben die meisten solche Reisen auf den Schwingen ihrer Fantasie gemacht und genossen. An diese alten Erfahrungen lässt sich nun leicht anknüpfen und damit zugleich das Land der Fantasie auf spielerische Art wiederbeleben sowie einen neuen Zugang zur eigenen Kreativität gewinnen.

Reisen auf den Schwingen der Fantasie

Aus meiner psychotherapeutischen Arbeit ergaben sich begleitend zu den Büchern geführte Meditationen, um das Gelesene zu vertiefen und zu verankern, die sich über die Jahre sehr bewährt haben. Sie beinhalten wundervolle Chancen, um aus Mittags- und anderen Entspannungsphasen wirkliche Energiequellen zu machen. „Tiefenentspannung", zugleich eine der CDs, stellt sich dabei rasch und wie von selbst ein und nach wenigen Wochen wird in der Regel Trance-Tiefe erreicht. Dann könnte die Mittags- und Abendpause neben einer Regenerationsquelle auch zu einer der Inspiration, der Heilung und der Bewusstseinserweiterung werden.

Die CD-Programme können dabei je nach persönlicher Vorliebe wiederholt werden, bis das Thema sich wirklich in den Seelen-Bilder-Welten verankert hat. Wenn häufiges Wegsacken und Einnicken diesen Prozess hinauszögert, ist das natürlich gar kein Problem, sondern zeigt im Gegenteil den richtigen Weg an. Es geht tiefer und tiefer und braucht einige Zeit, bis der Geist wach und das Bewusstsein voll erhalten bleibt, während der Körper tief entspannt. Der Erhalt des Bewusstseins nimmt andererseits der Regeneration nichts, wie westliche Menschen manchmal fälschlich meinen. Das Ziel von Yoga-Schlaf und tibetischem Traum-Yoga ist der Erhalt des Bewusstseins während der ganzen Nacht. Hört das Einschlafen und damit der Bewusstseinsverlust gar nicht auf, ist an ein häufiges Hindernis bei geführten Meditationen zu denken, ein Schlafdefizit. Sobald die Entspannung fortschreitet, führt es zum Einschlafen. Die Gründe für solche Defizite können lange zurückliegen in Zeiten von chronischer Arbeitsüberlastung oder Schichtdienst. Zwar können mit normalem Schlaf ausgefallene REM- oder Traumphasen nachgeholt werden, nicht aber die Tiefschlafphasen. So entstandene Defizite bleiben **Schlafdefizit** oft lange bestehen, scheinen gleichsam abzusinken **ausschlafen** auf tiefere Ebenen, die mit der „Tiefenentspannung" und sich später daraus entwickelnden Trancezuständen erreicht und aufgelöst werden. Insofern ist also auch dieses Wegschlafen gut und notwendig. Ganz abgesehen davon gehen die CD-Programme dabei trotzdem ins Unterbewusste.

Wer solche Schlafdefizite schneller und nachhaltiger auflösen will, kann die geführten Meditationen auch dazu nutzen. Er muss sich nur etwas Zeit nehmen, sich zur Meditation hinlegen und einfach einschlafen, bis er von selbst erwacht. Und sofort geht die Reise von vorn los, so lange, bis er sie von Anfang bis Ende bewusst mitbekommt und das Schlafdefizit aufgeholt ist. Möglicherweise wird dabei ein halber oder sogar ganzer Tag verschlafen, aber das ist es wert.

Sobald es später wieder zum Einschlafen kommt, wäre es gut, die jeweilige Meditation so lange zu wiederholen, bis sie bei Bewusstsein vollständig durchlebt werden kann. Das mag u. U. **Geführte Meditationen bei Bewusstsein durchleben** etwas dauern, aber niemand hetzt uns ja auf diesem Weg mittäglicher und vorabendlicher „Tiefenentspannung". Bei dieser gleichnamigen CD ist übrigens darauf zu achten, sie nur mit Kopfhörern zu hören, da beiden Ohren und Gehirnhälften verschiedene Tonspuren entsprechen.

Den einfachsten Zugang zu unserem Thema liefert die CD mit dem vorsätzlich altmodischen Namen „Erquickendes Abschalten mittags und abends". Die beiden kurzen Entspannungsprogramme bleiben unter 20 Minuten und erleichtern den Weg von der Dromedar- über die Kamel- zur Drachen-Energie. Sie können bei der Wahl der Energiekurve für den Tag sehr helfen. Während wir den morgendlichen Energieanstieg noch geschenkt bekommen, müssen wir uns den zweiten Energie-Höcker für die Kamel-Kurve bereits meditierend verdienen. Die Erfahrung zeigt, dass der nachmittägliche Höcker mit der Zeit und über die Trance genau so hoch wie der vormittägliche werden kann. Der dritte oder Drachenhöcker ist ebenso leicht zu verwirklichen, was allerdings mit Nebenwirkungen verbunden ist.

Das abendliche Fernsehprogramm wird dann nicht mehr ausrei-
chen und die Feierabende wollen entsprechend gefeiert werden. Während die energetische Rettung der Nachmittage vor
allem der Karriere zugutekommt, wird der energetisierte Abend
die Ansprüche an Partnerschaft und Sinnlichkeit heben.

Ähnlich wie die Regenerationspausen in diesem meditativen
Sinn genutzt werden können, gelänge das auch mit dem großen
Energiereservoir der Nacht. Die Einschlafphase ist **Energetisierte**
mit einer CD wie „Schlaf – die bessere Hälfte des **Abende**
Lebens" leicht und angenehm für Entwicklungs- und Wachs-
tumsprozesse zu nutzen. Das soll hier nur als weiterführende
Chance erwähnt werden.

Psychotherapie in Eigenregie

In der Seelen-Bilder-Welt, die sich dem Mittags- und Vorabend-
Schläfer rasch erschließt, lassen sich mit geführten Meditationen
nicht nur tiefe Entspannungszustände erreichen, sondern auch
eine Art Psychotherapie in Eigenregie durchführen. 30 Jahre ar-
beite ich mit diesen Programmen schon mit erstaunlichem Er-
folg. Auch wenn das Folgende wie eine Werbegalerie von CDs
erscheint – die Sie natürlich jederzeit überblättern können –,
haben diese Titel schon vielen sehr geholfen. Die Mittagspause
ist eine ideale Zeit dafür, die sich so doppelt nutzen lässt.

Nachdem CDs wie die zum Mittagsschlaf oder „Ganz entspannt"
die Basis gelegt haben, ließe sich je nach persönlichem Bedarf

mit Programmen wie „Lebenskrisen als Entwicklungschancen", „Angstfrei leben", „Depression – Wege aus der dunklen Nacht der Seele", „Ärger und Wut", „Vom Stress zur Lebensfreude" oder gleich „Schattenarbeit" fortfahren. Die CDs „Partnerbeziehung" oder „Visionen finden" eröffnen Perspektiven im Hinblick auf diese krisenträchtigen Themen. Programme wie „Entgiften-Entschlacken-Loslassen" und „Die Heilkraft des Verzeihens" erleichtern das Loslassen auf verschiedenen Ebenen. „Selbstliebe" **CDs zur** könnte den Abschluss solch einer mittäglichen Ei- **Eigentherapie** gentherapie bilden. Diese kann sich durchaus über Monate hinziehen. Danach, wenn Heilung oder Aussöhnung eingetreten sind und die Methode ihre große Wirksamkeit auf so entspannende, erleichternde und zugleich regenerierende Weise bewiesen hat, sind weitere Schritte möglich.

Praktische Wege zu Selbsterkenntnis und Vertiefung

Ein tiefes Ankommen im Reich der Elemente ermöglichen die Programme „Die vier Elemente" und „Elemente-Rituale". Mit ihrer Hilfe lassen sich die Stabilität der Erde, das Fließen des Wassers, die Leichtigkeit des Luftelementes und die Begeisterung des Feuers im eigenen Innern finden und vertiefen.

Die drei CDs „Gesetz der Polarität", „Gesetz der Anziehung" und „Bewusstseins-Felder" können „Die Schicksalsgesetze"[8] und damit die Spielregeln des Lebens auf praktische Weise im Leben verankern und mit den eigenen Erfahrungen verbinden. Das

[8] *Ruediger Dahlke: „Die Schicksalsgesetze – Spielregeln fürs Leben: Polarität – Resonanz – Bewusstsein", München 2009*

Leben wirklich bewältigen und es dabei noch genießen, kann tatsächlich nur, wer dessen Spielregeln kennt. Diese lassen sich auf entspannte Weise in der Mittagspause gleichsam nebenbei erlernen und gehen so in Fleisch und Blut über.

Geführte Meditationen als Heimspiel für die Seele

Die notwendige Sicherheit in den inneren Seelen-Bilder-Welten können sich entsprechend bedürftige Reisende über die beiden CDs „Eine Reise nach innen" holen, die zu „Innerer Führung" und dem eigenen „Seelenbegleiter" verhelfen. Das Programm „Schutzengel Meditationen" geht diesbezüglich noch einen Schritt weiter.

Die schönste Grundlage für ein erfülltes Leben und jede Psychotherapie ist gutes Urvertrauen, das sich in entsprechendem Selbstvertrauen bemerkbar macht. Der einzige spätere Weg zu Urvertrauen, das idealerweise in den ersten Monaten der Schwangerschaft erworben wird, läuft über Einheiterfahrungen. Die CD „Leichtigkeit des Schwebens" führt zumindest in deren Nähe und ermöglicht nicht selten das Geschenk schwebender Leichtigkeit des Seins.

Innere Seelen-Bilder-Welten

Den eigenen Weg finden

Neben dem Programm „Visionen" ist hier vor allem die CD mit dem etwas missverständlichen Titel „Frauen-Probleme" sinnvoll. Hauptsächlich geht es dabei um die archetypischen Wege des

Weiblichen. Der eigenen Mitte kann das Programm „Mandalas der Welt – Wege zur eigenen Mitte" näherbringen. In ihr ruhend geschieht nicht nur Entspannung, sondern auch Heilung wie von **In Kontakt** selbst. Träumen zu lernen beziehungsweise wieder **mit den** Kontakt zu den eigenen Traumbildern anzubahnen, **eigenen** gelingt oft mit dem Programm „Traumreisen – die ei- **Energien** gene Seelenwelt erkunden". Die CD „Energie-Arbeit" eignet sich, um das eigene Energieniveau zu erhöhen und das eigene Energiesystem von den Meridianen bis zu den Chakren zu heilen.[9]

Hier eröffnen sich vielfältige Wege, nebenbei – sozusagen im (Mittags-)Schlaf – in ein anderes, weiteres Bewusstsein umzusteigen und seinem Leben nicht nur energetisch durch die gewonnenen Energie-Höcker des Glücksdrachens, sondern auch inhaltlich eine neue, tiefere Grundlage zu schenken.

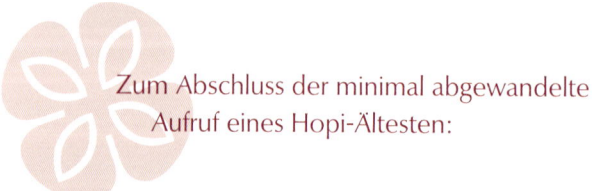

Zum Abschluss der minimal abgewandelte
Aufruf eines Hopi-Ältesten:

[9] *All die angegebenen geführten Meditationen und einige darüber hinaus sind auf www.dahlke.at zu finden und über www.heilkundeinstitut.at zu bestellen.*

An meine Mitschwimmer und -schläfer

Es gibt einen Fluss, der sich jetzt stark beschleunigt.

Er ist so groß und schnell, dass viele sich fürchten.

Sie werden versuchen, sich am Ufer festzuhalten.

*Sie werden das Gefühl haben, auseinandergerissen zu
werden, und stark leiden.*

Wisst, dass der Fluss seine Bestimmung hat.

*Wir müssen das Ufer loslassen und uns in die
Mitte des Flusses abstoßen.*

Haltet euren Kopf über Wasser und die Augen offen.

Schaut, wer um und mit euch ist, und feiert.

*In diesem Moment der Geschichte sind wir aufgefordert,
nichts persönlich zu nehmen, vor allem nicht uns selbst.*

*Denn wenn wir das tun, stoppt unser spirituelles Wachstum
und unsere Reise.*

Die Zeit des einsamen Wolfes ist vorbei. Versammelt euch!

*Streicht das Wort Kampf aus eurer Einstellung und
eurem Wortschatz.*

*Alles, was wir jetzt tun, muss auf heilige feierliche
Weise geschehen.*

Wir sind diejenigen, auf die wir gewartet haben.

ORAIBI ARIZONA, HOPI NATION

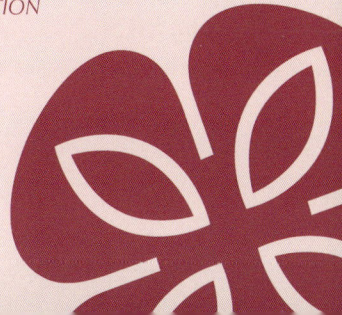

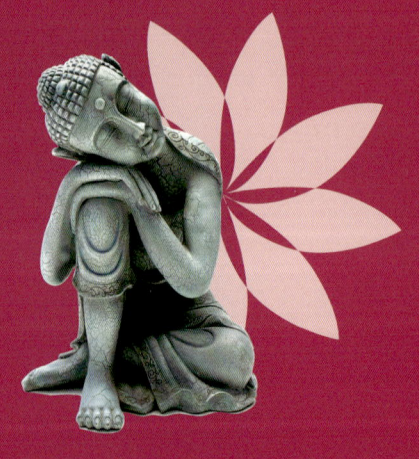

Der Autor

© Sissi Furgler

Dr. med. Ruediger Dahlke, Medizinstudium in München, Weiterbildung zum Arzt für Naturheilweisen und Psychotherapie; ab 1989 Aufbau des Heil-Kunde-Zentrums in D-Johanniskirchen, von 1978 bis 2003 Psychotherapeut, inzwischen vor allem als Fastenarzt, Seminarleiter und Vortragender international tätig, seit 2010 Aufbau des Zentrums TamanGa in der Südsteiermark. Interessenschwerpunkt: Entwicklung einer ganzheitlichen Psychosomatik unter Einbezug spiritueller Themen, wie sie sich in „Krankheit als Symbol" und entsprechenden CD-Programmen ausdrückt. Seine Veröffentlichungen liegen in über 200 Übersetzungen in 24 Sprachen vor.

Heutige Arbeitsschwerpunkte: Entwicklung einer ganzheitlichen Psychosomatik, Ärztefortbildungen und Firmentrainings, Ausbildungen (A-P-L)

Zuletzt erschienene Bücher:

„Das Schatten-Prinzip: Die Aussöhnung mit unserer
verborgenen Seite", München 2010;
„Die Spuren der Seele: Was Hand und Fuß über uns sagen",
München 2010;
„Sinnlich fasten. Nach den sieben Archetypen der
Wochentage", München 2010;
„Die Schicksalsgesetze – Spielregeln fürs Leben", München 2009.
„Aller guten Dinge sind drei", München 2009
„Essens-Glück", Darmstadt 2011
„Die große Wandlung", Amerang 2011
„Worte der Dankbarkeit und des Vertrauens", Darmstadt 2011
„Krankheit als Symbol", das Standardwerk der Krankheitsbilder-
Deutung

Geführte Meditationen auf CD bei Goldmann-Arkana-Audio:

„Das Gesetz der Polarität", „Das Gesetz der Anziehung"
(Resonanz) und „Das Bewusstseinsfeld"
Allergien, Angstfrei leben, Ärger und Wut, Bewusst fasten,
Den Tag beginnen, Depression – Wege aus der dunklen Nacht der
Seele, Der Innere Arzt (2 CDs), Die 4 Elemente, Elemente Rituale
(2 CDs), Energie-Arbeit, Entgiften-Entschlacken-Loslassen, Frauen-
probleme, Ganz entspannt, Hautprobleme (2 CDs), Heilungs-

rituale (2 CDs), Herzensprobleme, Kopfschmerzen, Krebs, Lebenskrisen als Entwicklungschance, Leberprobleme, Mandalas, Mein Idealgewicht, Naturmeditation, Niedriger Blutdruck, Partnerbeziehung, Rauchen, Rückenprobleme, Schattenarbeit, Schlafprobleme, Schwangerschaft und Geburt, Selbstliebe, Selbstheilung, Sucht und Suche, Tiefenentspannung, Traumreisen, Tinnitus und Hörprobleme, Verdauungsprobleme, Visionen, Vom Stress zur Lebensfreude.

CDs bei Integral:

7 Morgenmeditationen, Die Leichtigkeit des Schwebens, Erquickendes Abschalten mittags und abends, Schlaf – die bessere Hälfte des Lebens, Schutzengel-Meditationen, Die Heilkraft des Verzeihens

Alle Bücher und CDs des Autors sowie
„Take me – Glücksnahrung", „Thinkman", „Andullations-Liege":
www.heilkundeinstitut.at
Heil-Kunde-Institut Graz,
Oberberg 92
A-8151 Hitzendorf
Tel.: 0043 – 316–71 98 88 – 5 Fax: –6
E-Mail: info@dahlke.at
Info: www.dahlke.at und www.mymedworld.cc

Ruediger Dahlke
bei *nymphenburger*

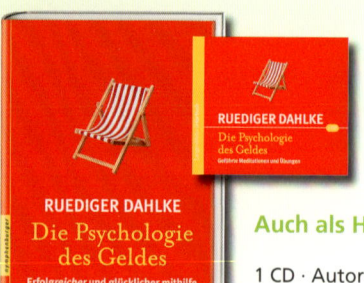

Die Psychologie des Geldes

144 Seiten, durchgehend
vierfarbig mit Fotos
ISBN 978-3-485-01147-1

Auch als Hörbuch:

1 CD · Autorenlesung
ISBN 978-3-7844-4189-4

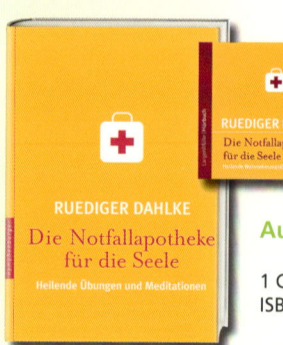

Die Notfallapotheke
für die Seele

128 Seiten, durchgehend
vierfarbig mit Fotos
ISBN 978-3-485-01120-4

Auch als Hörbuch:

1 CD · Autorenlesung
ISBN 978-3-7844-4137-5

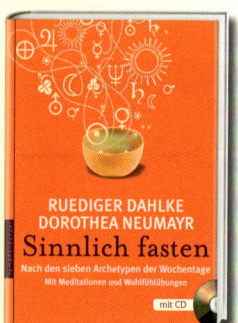

Sinnlich fasten
Mit Dorothea Neumayr

152 Seiten, durchgehend vierfarbig
mit Fotos · mit CD
ISBN 978-3-485-01307-9

www.nymphenburger-verlag.de

Kompetente *Ratgeber*
Praktische *Hilfe*

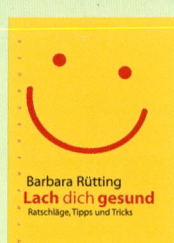

Barbara Rütting
Lach dich gesund
Ratschläge, Tipps und Tricks

ISBN 978-3-485-01077-1
64 Seiten, farb. Abb.

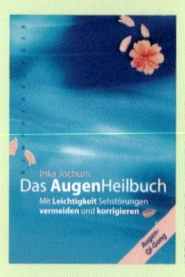

Barbara Rütting
**Gesunde Ernährung
kurz & bündig**
Meine **besten** Tipps

ISBN 978-3-485-01157-0
64 Seiten, farb. Abb.

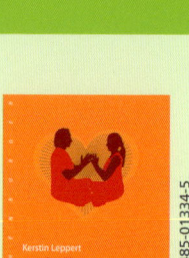

Kerstin Leppert
**Erfüllter Sex
mit Yoga**
Energie und **Harmonie** in der
Partnerschaft

ISBN 978-3-485-01334-5
64 Seiten, farb. Abb.

Wenchu Jin
Katharina Waibel
**Tinnitus
Heilbuch**
Das Selbstheilungs-Programm aus
dem medizinischen Qi Gong

ISBN 978-3-485-01139-6
64 Seiten, farb. Abb.

Inka Jochum
Das AugenHeilbuch
Mit **Leichtigkeit** Sehstörungen
vermeiden und korrigieren

ISBN 978-3-485-00925-6
56 Seiten, farb. Abb.

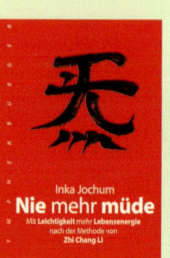

Inka Jochum
Nie mehr **müde**
Mit **Leichtigkeit** mehr Lebensenergie
nach der Methode von
Zhi Chang Li

ISBN 978-3-485-00896-9
64 Seiten, farb. Abb.

Inka
Jochum **Neue
Lebensenergie**
Die 5 Qi-Gong-Basisübungen
nach Meister Li Zhi-Chang

ISBN 978-3-485-01048-1
64 Seiten, farb. Abb.

Inka Jochum
**Das Knie-
Heilbuch**
Mit einfachen
Übungen elastisch
und schmerzfrei

ISBN 978-3-485-01300-0
64 Seiten, farb. Abb.

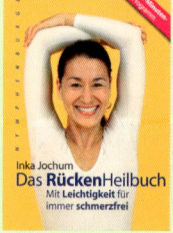

Inka Jochum
Das Rücken Heilbuch
Mit **Leichtigkeit** für
immer schmerzfrei

ISBN 978-3-485-00857-0
56 Seiten, farb. Abb.

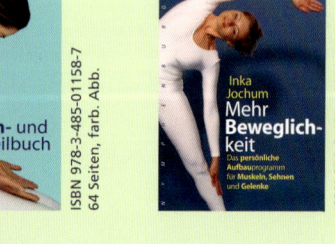

Inka Jochum
Das Nacken- und
SchulterHeilbuch
Mit Leichtigkeit
Verspannungen
lösen und schmerz
frei werden

ISBN 978-3-485-01158-7
64 Seiten, farb. Abb.

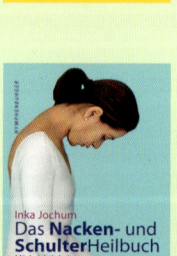

Inka
Jochum
**Mehr
Beweglich-
keit**
Das persönliche
Aufbauprogramm
für Muskeln, Sehnen
und Gelenke

ISBN 978-3-485-01090-0
64 Seiten, farb. Abb.